Eliana Lago Silva
Antonio José da S.Nogueira

Emergência médica na clínica odontológica

AF138598

Eliana Lago Silva
Antonio José da S.Nogueira

Emergência médica na clínica odontológica

Avaliação do nível de conhecimento do uso de protocolos

Novas Edições Acadêmicas

Impressum / Impressão
Bibliografische Information der Deutschen Nationalbibliothek: Die Deutsche Nationalbibliothek verzeichnet diese Publikation in der Deutschen Nationalbibliografie; detaillierte bibliografische Daten sind im Internet über http://dnb.d-nb.de abrufbar.
Alle in diesem Buch genannten Marken und Produktnamen unterliegen warenzeichen-, marken- oder patentrechtlichem Schutz bzw. sind Warenzeichen oder eingetragene Warenzeichen der jeweiligen Inhaber. Die Wiedergabe von Marken, Produktnamen, Gebrauchsnamen, Handelsnamen, Warenbezeichnungen u.s.w. in diesem Werk berechtigt auch ohne besondere Kennzeichnung nicht zu der Annahme, dass solche Namen im Sinne der Warenzeichen- und Markenschutzgesetzgebung als frei zu betrachten wären und daher von jedermann benutzt werden dürften.

Informação biográfica publicada por Deutsche Nationalbibliothek: Nationalbibliothek numera essa publicação em Deutsche Nationalbibliografie; dados biográficos detalhados estão disponíveis na Internet: http://dnb.d-nb.de.
Os outros nomes de marcas e produtos citados neste livro estão sujeitos à marca registrada ou a proteção de patentes e são marcas comerciais registradas dos seus respectivos proprietários. O uso dos nomes de marcas, nome de produto, nomes comuns, nome comerciais, descrições de produtos, etc. Inclusive sem uma marca particular nestas publicações, de forma alguma deve interpretar-se no sentido de que estes nomes possam ser considerados ilimitados em matérias de marcas e legislação de proteção de marcas e, portanto, ser utilizadas por qualquer pessoa.

Coverbild / Imagem da capa: www.ingimage.com

Verlag / Editora:
Novas Edições Acadêmicas
ist ein Imprint der / é uma marca de
OmniScriptum GmbH & Co. KG
Heinrich-Böcking-Str. 6-8, 66121 Saarbrücken, Deutschland / Niemcy
Email / Correio eletrônico: info@nea-edicoes.com

Herstellung: siehe letzte Seite /
Publicado: veja a última página
ISBN: 978-3-639-75690-6

DEDICATÓRIA

Ao Lu, meu motivo maior de estar onde estou.

Ao Alvinho, meu motivo atual para continuar.

Aos meus pais, pelo incentivo constante.

Ao meu esposo, por compreender o que é importante pra mim.

AGRADECIMENTOS

Ao meu orientador, Prof. Dr. Antônio José da Silva Nogueira, por acreditar na relevância de minha pesquisa.

Ás instituições de ensino por permitirem a participação dos alunos neste estudo.

Aos alunos que fizeram parte da pesquisa, pela cooperação irrestrita.

Ao Programa de Pós-graduação pela oportunidade de ascensão e qualificação profissional.

"Se algum profissional perguntar: Qual é a porcentagem de situações de emergências em consultório odontológico? Com certeza responderei: depende, pois caso ocorra com você a porcentagem será 100%."

Ivan Haidámus

Silva, E. L. Avaliação do nível de conhecimento do uso de protocolos de urgência e/ou emergência médica na clínica odontológica. [Dissertação de Mestrado]. Belém: Centro de Ciências da Saúde- Universidade Federal do Pará: 2006.

RESUMO

O presente estudo teve como objetivo avaliar o nível de conhecimento do uso de protocolos de urgência e/ou emergência médica de todos os alunos do último ano do curso de graduação em Odontologia em Instituições de Ensino Superior, no ano de 2005, na cidade de Belém-PA, com relação a situações que possam ocorrer no atendimento odontológico, bem como descrever seus aspectos clínicos. Adotou-se metodologia específica com realização de pesquisa bibliográfica e aplicação de questionário com questões abertas e fechadas, distribuídas para 121 alunos. Verificou-se que, embora conscientes dos riscos de ocorrência de situações emergenciais nos consultórios, a maioria dos alunos não possui conhecimentos sistematizados sobre os procedimentos necessários em casos de ocorrência destas situações, com a maioria demonstrando interesse em participar de um curso de formação em emergências médicas. Concluiu-se que a maioria dos alunos não possui protocolos de assistências médicas emergenciais, cuja existência é de fundamental importância para a continuidade na qualidade do atendimento de saúde.

Palavras-Chave: Odontologia - Odontopediatria - Emergência Médica .

Silva, E. L. Avaliação do nível de conhecimento do uso de protocolos de urgência e/ou emergência médica na clínica odontológica. [Dissertação de Mestrado]. Belém: Centro de Ciências da Saúde- Universidade Federal do Pará; 2006.

ABSTRACT

The present study had as aim to evaluate the students´ knowledge level in use of medical emergency and urgency protocols in assinaleted by Dentistry of , in 2005, in the city of Belém-PARÁ, regarding situations that can happen in pediatric and general dentistry service, as well as to describe their clinical aspects. Specific methodology was adopted with accomplishment of bibliographical research and questionnaire application with open and closed subjects, distributed to 121 students. It was verified that, although conscious about risks of these situations, most of them doesn't possess systematized knowledge about the necessary procedures in urgency and emergency cases and many them demonstrated interest in participating in an updating course about this subject. It was concluded that, most of the professionals doesn't have protocols of medical emergency and urgency, whose existence is fundamental to offer a secure service for all patients.

Key words: dentistry - medical emergency - odontopediatric.

LISTA DE ABREVIATURAS

RCP	Ressuscitação Cardiopulmonar
SBV	Suporte Básico de Vida
SAV	Suporte Avançado de Vida
ASA	American Society of f Anesthesiologists
CD	Cirurgião-dentista
CFO	Conselho Federal de Odontologia
CNR	Conselho Nacional de Ressuscitação
AMIB	Associação de Medicina Intensiva Brasileira
CTBMF	Cirurgia Bucomaxilofacial
PCR	Parada Cardiorespiratória
UTI	Unidade de Tratamento Intensivo
FV	Fibrilação Ventricular
SEM	Serviço Médico de Urgência
AHA	American Heart Association
ATS	American Toracic Society
PA	Pressão arterial
UFPA	Universidade Federal do Pará
CESUPA	Centro de Ensino Superior do Pará

LISTA DE TABELAS

LISTA DE ILUSTRAÇÕES

SUMÁRIO

1 INTRODUÇÃO

Na área de saúde, muitas vezes, a interação profissional-paciente não se restringe apenas à realização de uma simples anamnese.geralmente, após o diagnóstico, há indicação para realização de tratamento, implicando assim, na adoção de procedimentos farmacológicos ou puramente técnicos, mas que necessitam ser utilizado com segurança pelo profissional.

Na Medicina, na Enfermagem e na Odontologia, a realização de procedimentos necessários para o tratamento e/ou controle de determinada patologia, através de técnicas invasivas ou não, pode acarretar situações que caracterizam uma urgência e/ou emergência médica, deixando o profissional com a responsabilidade de manter ou recuperar a homeostase do paciente. Por tal razão faz-se necessário, não só um conhecimento técnico-científico sobre tais intercorrências, como também um perfeito domínio, por parte do profissional do atendimento necessário, a fim de assegurar a manutenção da vida do paciente.

Durante o exercício profissional, o odontólogo, muitas vezes, depara-se com situações de emergências relacionadas com manifestações de enfermidades sistêmicas não diretamente ligadas à sintomatologia oral e para as quais, com frequência, não está preparado.

Nas grades curriculares dos cursos de graduação em Odontologia, não existem ainda conteúdos que busquem a integração do básico e do profissionalizante, se dispondo, não só a caracterizar situações de emergências e/ou urgências, como também treinar o alunado para desempenhar ações relacionadas a tais problemas. Geralmente, as manobras de Ressuscitação Cardiopulmonar (RCP) são apresentadas aos estudantes de Odontologia nas disciplinas de Cirurgia e Traumatologia Bucomaxilofacial, porém, muitos desses alunos, ainda durante o curso ou no exercício da profissão não têm a oportunidade de assimilar ou de realizar o procedimento de forma correta. E como, normalmente, o Cirurgião-Dentista (CD) trabalha solitário e, muitas vezes, não está sensibilizado e nem preparado para a montagem de seu consultório com artefatos utilizados em atendimentos em urgência e/ou emergência, permanece assim, numa situação fragilizada diante da ocorrência de tais situações.

Os Cirurgiões-Dentistas preocupam-se recorrentemente com sua atualização e capacitação. Diante de todo o aparato tecnológico que cerca a profissão, muitos deixam de lado o cuidado com a saúde do paciente, que pode numa simples consulta de rotina, precisar de socorro imediato para se manter vivo. O consultório odontológico é um ambiente onde o paciente está predisposto a situações de risco, pois nele há o "stress" e a utilização de medicamentos. As situações emergenciais surgem na vida das pessoas e exigem uma atuação rápida. Logo, além do CD estar preparado para agir em caso de socorro, é importante que ele tenha um plano de atendimento ou protocolos sistematizados, associando-se a algum sistema de socorro de urgência, Unidade de Terapia Intensiva (UTI) móvel ou Corpo de Bombeiros.

Na especialidade de Odontopediatria, como em qualquer outra especialidade, as urgências e/ou emergências médicas podem ter relações com patologias de base, bem como com o nível de ansiedade experimentado pela criança frente ao atendimento odontológico. Há de se considerar que "o ato de ir ao consultório odontológico" já possui uma conotação cultural importante com o aspecto doloroso, o que serve como um alerta para a possibilidade de ocorrência de descargas adrenérgicas, características de reação de luta ou fuga, acarretando distúrbios somáticos que configurem uma emergência. O estresse e o medo são as principais causas de urgências e emergências no consultório odontológico.

Dentre as urgências e /ou emergências médicas que podem ocorrer no consultório odontológico, podemos citar: síncope, convulsão, reação alérgica, obstrução de vias aéreas, hipoglicemia, acidentes oculares, crise de asma e overdose como possíveis situações que exigem correção imediata. Vale salientar que, em nas instituições pesquisadas, os alunos realizam atendimento para pacientes especiais e, isto leva a crer que os mesmos já tiveram contato, na prática ou na teoria, com algumas dessas intercorrências.

Saberiam os alunos pesquisados como agir em determinadas situações, tais como: síncope, anafilaxia ou convulsão? Já participaram de treinamentos específicos de Suporte Básico de Vida (SBV) anteriormente? Possuem conhecimentos sobre os equipamentos e medicações utilizados em atendimentos emergenciais? Gostariam de participar de um curso que abordasse as principais situações emergenciais e os procedimentos técnicos necessários para revertê-las?

Portanto, com base nas questões acima, nesse estudo, pretende-se realizar uma pesquisa para avaliar o nível de conhecimento que os alunos do curso de graduação em Odontologia de Instituições de Ensino Superior em Belém-Pará possuem em termo de atendimento em urgência/emergência médica durante o ato odontológico e, com base nas respostas, motivar uma modificação quanto ao ensino de tais ocorrências.

2 REVISÃO DA LITERATURA

2.1 Urgência e Emergência: Conceitos e particularidades

Erazo (2002) comenta que a assistência em situações de emergência e urgência se caracteriza pela necessidade de um paciente ser atendido em um curtíssimo espaço de tempo. A **emergência** é caracterizada como sendo a situação onde não pode haver uma protelação no atendimento, o mesmo devendo ser imediato. Na **urgência,** o atendimento deve ser prestado em um período de tempo que, em geral, é considerado como não superior a duas horas. As situações não-urgentes podem ser referidas para o pronto-atendimento ambulatorial ou para o atendimento ambulatorial convencional, pois não tem a premência que as já descritas anteriormente.

Em situações emergenciais, as medidas iniciais e imediatas aplicadas a uma vítima fora do ambiente hospitalar e executadas por pessoa treinada para realizar a manutenção dos sinais vitais e evitar o agravamento das lesões já existentes são definidas como medidas de *primeiros socorros*. Estas medidas devem ser prestadas antes da chegada de qualquer profissional qualificado da área de saúde ou equipe especializada em atendimento pré-hospitalar. Dentre estas, as de Suporte Básico de Vida consistem no reconhecimento e na correção imediata da falência dos sistemas respiratório e/ou cardiovascular, ou seja, avaliar e manter a vítima respirando, com batimentos cardíacos e sem agravos relacionados a volemia. Os princípios básicos dos *primeiros socorros* são: (1) salvar vidas, (2) evitar o agravamento antes da instituição de um tratamento definitivo, e (3) procurar ajuda qualificada (CARVALHO, 2003).

O SBV é o elemento fundamental para manter o indivíduo vivo até a chegada do socorro médico. Pereira (2001) cita que os passos para o SBV não requerem nenhum equipamento adicional: **a boca, as mãos e o conhecimento do socorrista são suficientemente adequados, na maioria dos casos, para manter a vida.** Este deve ser usado em todas as urgências e emergências, sendo elas em casa, na rua ou em consultórios. Além disso, possui uma importância significativamente maior do que todos os outros procedimentos, pois o mesmo capacita o profissional a reconhecer situações que envolvam risco de vida (GUIMARÃES, 2001; CARVALHO, 2003).

Pacientes que experimentam situações de emergência são tomados por ansiedade, experimentando um medo real e apavorante da morte, da mutilação, da imobilização, dentre outros ligados à sua integridade pessoal e corporal. Aqueles que prestam assistência ao paciente devem agir com segurança e competência a fim de contribuírem para a redução da ansiedade excessiva. Numa situação de emergência, muitas decisões devem ser tomadas e estas, exigem um julgamento sólido embasado na compreensão do quadro gerador da emergência e de seu efeito sobre o indivíduo (MALAMED, 1997; PACHECO; MARQUES, 1999; SÁ DEL FIOL; FERNANDES, 2004).

O treinamento em SBV é uma realidade nas escolas na maioria dos países de primeiro mundo. Nos EUA, por exemplo, crianças a partir de 10 anos de idade começam a receber orientações de como acionar o Serviço de Emergência Médica (SEM) local, como também executar procedimentos simples, como a respiração boca-a-boca e massagem cardíaca. No Brasil o quadro é um pouco diferente.

Não só na grande maioria das faculdades de Odontologia que temas relacionados a Primeiros Socorros não são abordados, como também na grande maioria das faculdades de Medicina sequer existe disciplina de Primeiros Socorros.

A situação se agrava quando se constata que grande parte das faculdades de odontologia não tem conteúdo de Emergência Médica e vão formando cada vez mais profissionais que não se atentam para a importância de prestar um atendimento de primeiros socorros até a chegada do médico (MARINGONI, 1998; GUIMARÃES, 2001; CARVALHO, 2003).

Infelizmente, ainda em alguns currículos universitários, informações pertinentes ao assunto abordado são, quando são, ensinadas ou apresentadas de maneira dicotomizada, muitas vezes, confundindo o aluno, ao invés de prepará-lo. Os cursos universitários não oferecem treinamento adequado para que os futuros cirurgiões-dentistas entendam sinais e sintomas de doenças orgânicas (FERRERA, 1999; SILVA, 2005).

Pesquisas envolvendo médicos recém-formados revelam que somente 55% deles conseguiram realizar com segurança uma massagem cardíaca e respiratória em manequins (SKINNER; CAM; MILLES, 1985).

Alguns dados recentes levantados nos EUA mostram que 4.309 cirurgiões-dentistas, durante um período de 10 anos, relataram 30.602 ocorrências de emergências. Esses dados revelam que, em média, pode e deve ocorrer uma emergência por ano em cada consultório odontológico, podendo variar de uma simples síncope, até um infarto fulminante (SÁ DEL FIOL; FERNANDES, 2004).

As chances de uma emergência médica tal como uma parada cardiorespiratória ocorrer num consultório odontológico são elevadas pelas seguintes razões (MALAMED, 1979 e 1985; EDMONSON; FRAME, 1986; PENA;

JORGE, 1989; PINHEIRO; SILVA, 1996 e MARZOLA, 1999):

> a) grande número de pessoas em diversas faixas etárias e em condições
> de saúde variáveis que são atendidas em consultórios; b) Os Cirurgiões
> Dentistas realizam certos procedimentos que podem resultar em estresse
> fisiológico e emocional consideráveis; c) O uso de drogas para realizar uma
> anestesia local, sedação e antibióticos, podem ser utilizados e o são, sem
> os devidos cuidados; d) A população de faixa etária mais avançada leva a
> um número muito maior de pacientes considerados daquele "grupo de
> risco"; e) Os modernos avanços da medicina têm levado a um aumento no
> número de pessoas portadoras de doenças crônicas, próteses artificiais e
> transplantados, o que também leva a um aumento no número de pacientes
> considerados do "grupo de risco".
>
> (MARZOLA, 1999).

Pesquisas apontam que, em situações emergenciais, o preparo não deve se restringir apenas à área de saúde. Num estudo realizado em Nova Jersey com o objetivo de examinar o preparo das escolas para responder às emergências pediátricas foram encontrados como resultados que a maioria das possuíam um protocolo de atendimento em emergência embora, muitas vezes, não o utilizassem; 76% dos professores, 68% do pessoal administrativo e 28% dos alunos realizaram treinamento em Ressuscitação Cardiorespiratória (RCP). Com relação ao preparo dos profissionais em atendimento emergencial, os mesmos achavam estar mais preparados para situações que envolvessem problemas respiratórios, obstrução de vias aéreas, anafilaxia, choque em diabéticos, e, menos preparados em parada cardíaca, overdose e traumatismos em geral. As autoras concluíram que, embora a maioria das escolas possuísse planos médicos de emergências, melhoras significativas deveriam ser implantadas com relação aos equipamentos, ao número de práticas simuladas e treinamento intensivo nas situações em que os profissionais se mostraram menos preparados (OLYMPIA; WAN; AVNER, 2005).

Conceição *et al* (2004) afirmam que pacientes ansiosos podem apresentar reações psicossomáticas como hipertensão arterial e taquicardia. A hiperatividade simpática em resposta ao estresse emocional aumenta os níveis circulantes de epinefrina e norepinefrina e, além de aumentar a freqüência cardíaca e o inotropismo, pode acarretar espasmo coronariano pela interação com receptores alfa-adrenérgicos. É importante salientar que de cada quatro casos de emergências, três foram desencadeadas por situações de estresse e apreensão, portanto, pode-se evitar tais situações apenas com o emprego de medidas de tranquilização verbal ou ainda controle farmacológico da ansiedade (MALAMED, 1993; ARAÚJO; AMARAL, 2004).

O estresse desencadeado pelo tratamento odontológico e os vasoconstrictores adrenérgicos contidos nas soluções anestésicos locais podem induzir alterações cardiovasculares (CIOFF *et al*, 1985; MEYER, 1987; KIYOMITSU *et al*, 1989; MOCHISUKI *et al*, 1992; PARAMAESVARAN; KINGON, 1994; BRAND *et al*, 1995; BRAND; ABRAHAM-INPLIN, 1996; TORTAMANO; ARMONIA; SIMONE; BORSATTI, 2001).

Assim, além da necessidade de conhecimentos técnicos-científicos, o ambiente deve encontrar-se adequado, com material necessário que permita ao profissional o desempenho correto de ações relacionadas ao SBV, enquanto solicita apoio médico mais avançado. O consultório odontológico é uma sala cirúrgica e, por isso, deve ter equipamentos e medicamentos próprios do ambiente cirúrgico dos hospitais (PACHECO, 1999).

O atendimento satisfatório do paciente é meta precípua de profissionais que estão realmente engajados no binômio saúde-doença, por isso, é que se faz necessário, não só o conhecimento das principais situações emergenciais em todos os seus aspectos, como o desempenho de uma prática efetiva que considere o homem como um todo. Há inclusive, amparo legal à nossa atuação frente às emergências, extraído da lei 5081 que regulamenta o exercício profissional: Inciso VIII do artigo 6º - *"Prescrever e aplicar medicação de urgência no caso de acidentes graves que comprometam a vida e a saúde do paciente"* (SILVA, 2005).

Atenta-se ainda que a responsabilidade legal (Lei 5081 de 24.08.1966) não diferencia especialista e clínico quanto à responsabilidade de atuar frente às emergências em consultórios ou ambulatórios de Odontologia. Assim, é dever de professores e acadêmicos a dedicar-se em compreender responsavelmente tais manobras (PINHEIRO, SILVA, 1996).

Marzola *et al* (2004) comentam que, independente de quem seja a competência para tratar tais situações, os profissionais da área de saúde têm obrigação de reconhecer tais situações além de também terem obrigação de reciclarem-se a respeito do assunto, até porque assim evitam-se transtornos maiores com a ética, com o juramento prestado e com a justiça.

A disciplina de Emergência Médica em Odontologia já consta da área conexa de todos os cursos de especialização, de acordo com o parágrafo segundo do artigo 56 da Resolução do CFO 22-2001 e tem como carga horária mínima 15 horas (CFO 25-2002), podendo ser ministrada por médico ou por CD, este necessariamente especialista em Cirurgia Bucomaxilofacial. Esta resolução veio preencher uma lacuna dentro da premissa de que o CD precisa estar preparado para manter a saúde e a vida de seu paciente (CARVALHO, 2003). Porém, apesar de preencher tal lacuna, provavelmente, deixe mais claro a necessidade de que este tipo de ensino deva ocorrer de forma contínua e sistematizada durante todo o período da graduação, com o conteúdo inserido nas diversas disciplinas do curso, com o intuito de que o aluno permaneça em constante contato com o assunto em questão.

Em junho de 2004, a Sociedade Brasileira de Cardiologia, juntamente com a Associação de Medicina Intensiva Brasileira (AMIB) e o Conselho Nacional de Ressuscitação (CNR) iniciaram campanha com o dever de conscientizar as quatro principais situações **tempo-dependentes** em emergência: *parada cardiorespiratória, infarto do miocárdio, acidente vascular cerebral e obstrução de vias aéreas.* A campanha **Tempo é vida** tem como objetivo conscientizar e capacitar leigos nos primeiros elos da cadeia de sobrevida da parada cardiorespiratória, infarto do miocárdio e acidente vascular cerebral, além de obstrução de vias aéreas, que são as emergências clínicas de maior morbidade e mortalidade em nosso meio. A campanha tem ainda como objetivo incentivar a educação de médicos e de outros profissionais de saúde no tratamento inicial da emergência cardiovascular, principalmente a parada cardiorespiratória, através da instituição de protocolos de SBV e acesso público a desfibrilação precoce (CANESIN; TIMERMAM; MARQUES; FERREIRA; MOURA, 2005).

O treinamento em Emergências Médicas deve ser efetuado com regularidade. Uma reciclagem de 2 em 2 anos seria bastante oportuna para preparar o CD para intervir na maioria das urgências e emergências médicas nos consultórios odontológicos (GUIMARÃES, 2001). Tal treinamento poderia ser de caráter obrigatório e gerenciado pelo Conselho de classe, com emissão de comprovantes com a validade citada anteriormente.

A prevenção é unanimidade, entre os autores, para o manejo emergencial. Após a prevenção, a preparação é a segunda prioridade no manejo das emergências médicas. Vale salientar que, a avaliação do risco do paciente é o primeiro passo na prevenção de tais situações (GORDON, 1992; OCKNER; HUBNER; CARLINI, 2001).

Segundo Peterson (1993) existem alguns sistemas de classificação de risco do paciente, como o usado pela American Society of Anesthesiologists (ASA). Este sistema auxilia o dentista quanto ao plano de tratamento (drogas, controle de dor, ansiedade e necessidade de monitorização, necessidade de avaliação médica específica ou necessidade de atendimento hospitalar).

O procedimento de avaliação do paciente em emergências médicas consiste em uma avaliação primária e uma avaliação secundária. A avaliação primária consiste na identificação das emergências de ameaça da vida (parada respiratória, cardíaca, profuso sangramento) que requerem atenção imediata. A prioridade no exame é a **respiração**. As vias aéreas do paciente devem estar abertas, e a respiração deve ser espontânea. Em casos de parada respiratória, a ventilação artificial deverá ser iniciada; diante de uma parada cardíaca, a ressuscitação cardiopulmonar deverá ser realizada. Após o término da avaliação primária, deverá ocorrer a avaliação secundária que consiste na entrevista e no exame objetivo. A entrevista subjetiva é uma conversa entre o paciente e o clínico para identificar a queixa primária do paciente e alguma experiência prévia relevante. O exame objetivo consiste em se determinar os sinais vitais do paciente, o grau de consciência e outros sinais que, juntos com a história médica do paciente, levarão ao diagnóstico mais provável da emergência médica (ALVES *et al*, 2001; OCKNER; HUBNER; CARLINI, 2001; BEVILACQUA, 2002).

2.2 Avaliação de sinais vitais e sinais diagnósticos

Segundo Prado (2003) toda lesão ou doença tem formas peculiares de se manifestar. Os sinais são detalhes que poderão ser descobertos fazendo o uso dos sentidos: visão, tato, audição e olfato, durante a avaliação da vítima. Os sintomas são sensações que a vítima experimenta e é capaz de descrever.

Acrescenta ainda o autor que, o profissional, além de ter a necessidade de saber avaliar com precisão os sinais, deverá estar atento para a subjetividade dos sintomas, principalmente os dolorosos que, muitas vezes, dependem da experiência prévia do paciente, corroborado com o equilíbrio emocional do mesmo.

Os sinais vitais e sinais diagnósticos mais comuns citados por Pereira (2001) são: pulso, respiração, pressão arterial, temperatura, pupilas, coloração da pele, estado de consciência, capacidade de movimentação e reação à dor.

Pereira (2001) comenta ainda que a avaliação por parte do profissional deverá ser baseada no conhecimento dos parâmetros de normalidade dos sinais vitais do paciente, de acordo com sua faixa etária, para distinguí-lo da anormalidade.

2.3 Suporte Básico de Vida

Segundo a American Heart Guidelines (2000) o Suporte Básico de Vida (SBV) consiste da promoção de Ressuscitação Cardiopulmonar (RCP), sem equipamento ou com ventilação com bolsa-máscara ou equipamentos de barreira, até que possa ser oferecido Suporte Avançado de Vida (SAV).

A parada cardíaca em crianças tipicamente representa o evento terminal da progressão do choque ou falência respiratória. Sendo assim, os socorristas devem reconhecer e prontamente tratar sinais precoces de falência respiratória e circulatória para prevenir a parada cardíaca. Em crianças, RCP precoce e efetiva por quem testemunha a parada tem sido associada com sucesso no retorno da circulação espontânea e sobrevida sem seqüelas neurológicas. Em adultos, a maioria das paradas cardiopulmonares súbitas não traumáticas são de origem cardíaca, e o ritmo cardíaco terminal mais comum é a fibrilação ventricular (FV). Por isso, na corrente da sobrevivência, a ordem do atendimento deve ser "*diagnóstico da Parada Cardiorespitatória (PCR) – chamar socorro – suporte básico – suporte avançado*". Pelo fato da maioria das paradas pediátricas ser secundária a falência respiratória progressiva e/ou choque e porque Fibrilação Ventricular (FV) é relativamente incomum, RCP imediata é recomendada para vítimas pediátricas de parada cardiopulmonar fora do hospital, ao invés da abordagem do adulto com ativação imediata do SEM ("telefone primeiro") e/ou desfibrilação. SBV efetivo deve ser fornecido para lactentes e crianças o mais rápido possível (American Heart Association - AHA, 2000; ALVES *et al*, 2001; BEVILACQUA, 2002).

As regras gerais do SBV englobam: garantia da segurança do socorrista e da vítima (através do uso de Equipamentos de Proteção Individual), avaliação da consciência da vítima e posicionamento da vítima em superfície plana e rígida (CAMPBELL, 1988).

O ABC da ressuscitação (**A**: Abertura da Via Aérea e Manobra de elevação da mandíbula; **B**: Respiração Artificial ("Boca-a-Boca") e **C**: Circulação compreendem os passos principais do SBV e estes se encontram no *Anexo A* (AHA, 2000; GUIMARÃES, 2001; CARVALHO, 2003).

2.4 Principais Situações Emergenciais : conceitos e características

2.4.1 Síncope

O termo síncope foi utilizado para designar qualquer tipo de perda de consciência, de curta duração. O termo *lipotimia* tem sido utilizado para designar episódio de perda incompleta. Na verdade, *lipotimia e síncope* são graus de diferentes intensidades das manifestações clínicas decorrentes de um mesmo processo que, na dependência da intensidade e da duração da agressão cerebral pode apresentar-se como: *lipotimia, síncope e síncope convulsiva*. Sendo assim, a síncope é definida como um sintoma neurológico de perda ou diminuição da consciência, de curta duração, decorrente de depressão de atividade cerebral, não necessitando de manobras específicas de ressuscitação. É uma condição clínica comum, ocorrendo no curso de várias doenças ou como manifestação isolada. Potencialmente perigosa, frequentemente permanece sem etiologia. Morte súbita tem sido constatada nos pacientes portadores de síncope, particularmente quando não há antecedentes de doença cardíaca (MARINGONI,1998; PRADO,2003).

Prado (2003) descreve duas grandes categorias fisiopatológicas da síncope: *síncope por redução aguda do fluxo sanguíneo cerebral* (síncope vasovagal, hipotensão postural ortostática e afecções cerebrovasculares) e; *síncope por distúrbios metabólicos* (hipoglicemia, hipocapnia e hipóxia).

A síncope e a lipotímia estão entre as situações emergenciais que podem ocorrer mais comumente no consultório odontológico e, normalmente são desencadeadas por estímulos visuais (seringa, gaze ensangüentada), em pacientes apreensivos e inseguros (MALAMED, 1987; PACHECO, 1999; EMERGY ; GUTTENBERG,1999; ARMONIA *et al*, 2001; GUIMARÃES, 2001; OCKNER; HUBNER; CARMINI, 2001; SÁ DEL FIOL ; FERNANDES, 2004).

Monazzi *et al* (2001) citam que a síncope corresponde a 50,37% das emergências no consultório de cirurgiões-dentistas.

As manifestações clínicas mais comuns são: sudorese profusa pulso lento e fraco, hipotensão, taquipnéia, palidez cutânea, olhar distante e finalmente inconsciência (SÁ DEL FIOL ; FERNANDES, 2004)

2.4.2 Convulsão

Estima-se que de 2 a 3% da população mundial apresente algum tipo de epilepsia, e que cerca de 10% da população mundial já tenha experimentado alguma crise convulsiva durante sua vida (KENNEDY; HALLER, 1999; SÁ DEL FIOL; FERNANDES, 2004).

Prado (2003) conceitua convulsão como uma manifestação epiléptica que se caracteriza por contrações musculares tônicas, clônicas, tônico-clônicas e mioclônicas que são a expressão de uma crise epilética generalizada ou parcial, com generalização subsequente.

Pereira (2001) descreve convulsão como movimentos musculares súbitos, incoordenados e involuntários, comprometendo apenas um segmento corporal ou de forma generalizada, com abalos tônicos e clônicos, comprometendo todo o corpo, subclassificada em: crises de ausência (*pequeno mal*) ou convulsões tônico-clônicas (grande mal) nestes casos, com perda de consciência. As causas podem ser variadas, sendo que a **epilepsia** é a mais comum. Podem ser citadas ainda: a convulsão febril, encefalopatias, hipoglicemia, intoxicação medicamentosa e tumores. A administração intravascular inadvertidamente de anestésico local produzirá convulsões dentro de poucos minutos após a injeção (SÁ DEL FIOL; FERNANDES, 2004)

Nas crises de ausência ou pequeno mal ocorre uma perda total da consciência e o paciente passa a apresentar uma intensa passividade física ou emocional. Não responde a qualquer estímulo. Tem duração média de 2 minutos, permanecendo com sinais vitais inalterados. Acomete com mais freqüência crianças e o paciente não percebe o que ocorreu, ou seja, aquele tempo para ele não existiu. Em crianças é comum a defecação ou micção durante o episódio. Não há qualquer tratamento, apenas deve-se esperar a crise e informá-lo do que ocorreu (DALE *et al*, 1997).

Monnazi et al (2001) afirmam que as crises convulsivas correspondem a 5,21% dos incidentes em clínicas odontológicas.

Erazo (2002) afirma que, em geral, não é necessária a utilização de medicação para a interrupção das crises, já que normalmente são autolimitadas e de curta duração (menos de 5 minutos). Todavia, em algumas ocasiões, a crise pode ser mais prolongada ou ter alta recorrência em curto espaço de tempo, constituindo-se numa emergência médica por trazer risco de vida para o paciente como no caso das crises tônico-clônicas. A crise, em si, na maioria das vezes, não tem maior gravidade. Basta cuidar para que o paciente não se machuque, colocando-o numa posição adequada em decúbito horizontal e com inclinação lateral de cabeça, protegendo-a para que não se machuque, bem como, mantendo as vias aéreas desobstruídas, protegendo a língua contra mordeduras. Deve-se controlar os sinais vitais de pulso, respiração e temperatura.

Se o episódio exceder os 5 minutos, acionar o Serviço Médico de Emergência (MALAMED, 1997; SILVA, 1994).

2.4.3 Hipoglicemia

Aproximadamente 3 % a 7% de todos os pacientes possuem *diabetes mellitus* (BAVITZ,1995; OCKNER; HUBNER; CARLINI, 2001).

Pereira (2001) conceitua a hipoglicemia como a queda súbita dos níveis séricos de glicose, podendo ser de origem orgânica ou funcional. E dentre os fatores etiológicos estão doenças metabólicas raras, diabetes, síndrome plurimetabólica, frequente em crianças obesas, descendentes de diabéticos, ou mesmo após refeições muito rápidas. A hipoglicemia é constatada quando o valor sanguíneo de glicose estiver abaixo de 45mg/100mL acompanhado de sinais e sintomas característicos (PRADO, 2003).

Erazo (2002) descreve que é pouco comum a ocorrência de hipoglicemia em pessoas não–diabéticas, porém, quando ocorre espontaneamente, pode ser classificada em *hipoglicemia de jejum* e *hipoglicemia reativa ou pós-prandial*. Saltman (2000) cita como manifestações clínicas do quadro hipoglicêmico: os distúrbios de comportamento, fadiga intensa, sudorese fria, desmaio, convulsões, náuseas, vômitos, palidez cutânea, tremor de extremidades, taquicardia, taquipnéia e sonolência. Nos casos graves predominam os sintomas e sinais nervosos, como agitação, amnésia, mudança de personalidade, podendo chegar à inconsciência, convulsões e até a morte.

A hipoglicemia representa 2,91% das urgências em consultórios (MONNAZZI *et al*, 2001).

Prado (2003) comenta que, durante uma crise aguda deve-se administrar glicose hipertônica por via endovenosa e, em casos menos severos, apenas a ingestão de carboidratos é suficiente. A sugestão mais atual é a aplicação parenteral de glucagon. Esse hormônio hiperglicemiante é apresentado em ampolas de 1 mg. Deve-se utilizá-lo, por via subcutânea, na dose de 0,5 a 1 mg (MARINGONI,1998).

2.4.4 Crise asmática

Saltman (2000) caracteriza a asma como uma síndrome episódica caracterizada pela reatividade aumentada das vias aéreas. A consequente contração da musculatura lisa brônquica, o edema de mucosa e a maior secreção de muco promovem obstrução reversível do fluxo de ar.

Erazo (2002) cita que, em 1962, a *American Thoracic Society* (ATS) tentou definir a asma como uma doença caracterizada por uma responsividade aumentada da traquéia e dos brônquios a diversos estímulos e que se manifesta por estreitamento generalizado das vias aéreas, cuja gravidade se altera espontaneamente ou em resposta ao tratamento.

Prado (2003) cita que recentemente, de acordo com a definição do *Global Strategy for Asthma Management and Prevention - National Institutes of Health – publicada em 1995,* "Asma é uma doença crônica inflamatória das vias aéreas, em que muitas células desempenham um importante papel, em particular os mastócitos, eosinófilos e linfócitos – T evidenciando claramente a participação da imunidade celular nesta doença, podendo ser classificada em : 1) **Extrínseca-** antes dos 40 anos; é atópica; 2) **Intrínseca-** ocorre após os 40 anos,associada com infecções crônicas das vias aéreas superiores; 3) **Asma induzida pelo exercício**; 4) **Asma extrínseca – não atópica** e 5)**Asma associada com doença pulmonar obstrutiva crônica.**

Os fatores desencadeantes da crise asmática são: as infecções, fatores físicos e químicos como: calor, frio, poeira, perfumes, corantes, agentes farmacológicos como os betabloqueadores, inibidores da prostaglandina, penicilinas, emoção, exercício físico, tabagismo, fatores psicogênicos, tratamento inadequado e outros. Sobrecargas emocionais e outros fatores psicológicos podem ser agravantes das crises asmáticas. No consultório odontológico, frente a uma criança asmática, deve-se evitar qualquer substância que tenha corante ou odor forte, pois a crise de asma é uma situação grave podendo levar à morte por asfixia (MARINGONI,1998; ERAZO, 2002; PEREIRA, 2001).

As principais manifestações clínicas da crise de asma são a taquidispnéia (respiração rápida e difícil, ruidosa), dificuldade respiratória, taquicardia, taquisfigmia, palidez cutânea com sudorese fria, cianose de extremidades e / ou labial, angústia e/ou agitação, tosse seca e paroxística, sibilos, expiração prolongada, exaustão física e em casos mais graves; impossibilidade de falar e alteração da consciência (GOMEZ et al,1999) .

Segundo Erazo (2002) o paciente em crise asmática é ansioso, dispnéico (principalmente dificuldade expiratória) e prefere a posição sentada, numa tentativa de melhorar sua ventilação alveolar pelo uso de músculos acessórios de respiração. Cianose pode ou não estar presente. Taquicardia é comum, assim como tendência à hipertensão sistólica. As jugulares podem ficar ingurgitadas à expiração.Pode estar presente tosse, com expectoração de aspecto variável, dependendo da presença ou não de processo infeccioso secundário.

Prado (2003) comenta ainda que a asma é uma doença extremamente traumatizante, tanto para a criança como para seus familiares. O tratamento consiste desde a utilização de fármacos como os broncodilatadores e corticóides bem como, o controle ambiental em relação a alérgenos e imunoterapias específicas.

2.4.5 Anafilaxia e Reações alérgicas

As manifestações alérgicas são fenômenos freqüentes na população geral. Podem variar desde os casos mais simples, como urticária e angioedema, até reações anafiláticas graves, com insuficiência ventilatória e choque irreversível (MARINGONI,1998).

Apresentam índice de 8,45% de ocorrência em consultório odontológico (MONNAZI *et al*, 2001).

A anafilaxia é uma reação alérgica aguda após exposição de uma pessoa sensibilizada a um antígeno. De modo geral, é medida por anticorpos do tipo imunoglobulina IgE, envolvendo a liberação de mediadores químicos pelos mastócitos e basófilos. A anafilaxia e reações alérgicas podem ocorrer após a exposição a pólen, medicamentos, picadas de insetos, agentes diagnósticos (contrastes isolados), vacinas, anestésicos locais e alimentos (ARAÚJO ; AMARAL, 2004).

Pereira (2001) comenta que a anafilaxia é rara em crianças e classifica - a em *anafilaxia leve (*alergia) ou *grave*, esta última levando ao choque anafilático. Comenta ainda que muitas drogas e outros agentes usados no consultório odontológico podem causar reações alérgicas.

Os principais agentes etiológicos de anafilaxia e reações alérgicas citados por Prado (2003) são: *alimentos, drogas alérgenos inalantes e contactantes (látex) infecções picadas de inseto, calor, frio, pressão, fatores hereditários, fatores psicogênicos , fatores idiopáticos e doenças sistêmicas não-infecciosas*

Qualquer droga, quando administrada em quantidade ou de forma a produzir concentrações séricas excessivas, pode desencadear uma reação tóxica. Em Odontologia, o medicamento mais comumente associado a estes episódios são os anestésicos locais e as penicilinas (GOMEZ *et al*,1999).

Embora pareça ser extremamente rara, a real incidência de alergia a lidocaína é desconhecida. As respostas alérgicas geralmente acontecem devido a conservantes ou antioxidantes presentes nos agentes anestésicos. A literatura cita um caso de alergia a lidocaína de uma paciente submetido a ureterolitotripsia a laser com bloqueio subaracnóideo com lidocaína a 5% minutos após a injeção, com surgimento de placas eritematosas no pescoço, tronco e edema discreto de lábios e pálpebras (ARAUJO; AMARAL, 2004).

Existem relatos de que a injeção intravenosa acidental de bupivacaína e etidocaína provoca parada cardíaca de difícil reversão. O choque anafilático causado por anestésico local tem ocorrido, muito embora muitos autores afirmem ser uma ocorrência rara. Em serviço cirúrgico bucomaxilofacial de grande porte foi atestado casos de choque anafiláticos ocorridos com prilocaína (SOUZA,1984; SOUZA; SOUZA; VASCONCELOS, 1991) .

Saltman (2000) cita que as manifestações clínicas englobam um amplo espectro, incluindo apreensão, urticária, prurido, angioedema, angústia respiratória e hipotensão. O comprometimento respiratório pode ser causado por edema de laringe, espasmo de laringe ou broncoespasmo. O choque seria secundário à hipotensão intensa, vasodilatação periférica ou hipovolemia por lesão capilar. O colapso vascular pode se desenvolver na ausência de sintomas respiratórios, levando à morte em poucos minutos.

Nas reações leves e moderadas ocorrem prurido, urticária e angioedema (edema peri-orbital, edema de lábios ou edema generalizado), e nas reações graves ocorre: formigamento ao redor da boca e face, seguido a sensação de calor, aperto na garganta, rouquidão, disfagia, prurido nos olhos, espirros, hipotensão, broncoespasmo, náuseas, vômitos, dorcs abdominais, diarréia, arritmias e choque

(PA próxima de zero, pulso fino , difícil de palpar e rápido, agitação com posterior perda de consciência , extremidades muito frias e cianóticas, respiração superficial e rápida, taquicardia ou arritmia (MONNAZZI et al, 2001; SÁ DEL FIOL; FERNANDES, 2004).

Saltman (2000) comenta que as vítimas de anafilaxia ou de reações anafilactóides devem ser observadas durante um período mínimo de 6 horas. A monitorização cuidadosa encontra-se indicada nos casos de obstrução das vias aéreas superiores, hipotensão ou broncoespasmo persistente. O tratamento engloba, além de medidas de suporte, medicações endovenosas e inalatórias.

2.4.6 Obstrução das vias aéreas

Segundo Saltman (2000) a obstrução das vias aéreas superiores pode ser causada por infecções, corpos estranhos, tumores, traumatismos, edemas de laringe, espasmos de laringe ou, mais comumente, pela língua do próprio paciente (quando este se encontra inconsciente e deitado). No paciente desperto, podem se desenvolver dispnéia, estridor, tosse fraca, incapacidade de falar e cianose; no paciente inconsciente esta situação pode ser reconhecida pela incapacidade de ventilá-lo usando-se a técnica de respiração boca a boca ou máscaras faciais. É essencial a caracterização precoce do diagnóstico, assim como o estabelecimento de uma via aérea pérvia, o mais rapidamente possível, a fim de se evitar lesão cerebral irreversível por anoxia ou parada cardíaca.

Durante os procedimentos dentários, é possível que algum corpo estranho (algodão, dente, material de restauração e secreções espessas) seja aspirado pela criança. Mesmo que o profissional não perceba o momento da aspiração, é fundamental que suspeite da mesma. A obstrução das vias aéreas pode ser parcial ou total. É muito comum em crianças de pequena idade quando se alimentam com pedaços de alimentos ou aspiram moedas e partes de brinquedo (PEREIRA , 2001).

Dentre os corpos estranhos que podem ser deglutidos ou aspirados, encontram-se relatados na literatura instrumentos pequenos e agudos que têm facilidade de escapar dos dedos do operador, como limas endodônticas, escavadores e chaves de ativação de aparelhos ortodônticos. Além desses, existem também casos envolvendo coroas de próteses provisórias, agulhas hipodérmicas, bandas ortodônticas, coroas totais fixas, cânulas de aspiração, peças utilizadas na implantodontia, dentes e raízes durante uma exodontia, placas ortodônticas acrílicas e próteses parciais fixas, totais e removíveis (GARCIA; CRETACOTTA, 1972; GOULTSCHIN; HELING, 1971; GOVILA, 1979; HOWE, 1990; HUPP, 2000; KHARBANDA et al,1995; KAUFMAN,1978; LAMBRIANIDIS; BELTES, 1996; MEJIA et al, 1996; NAZIF; READY, 1983; ERNICA; SILVA; TORRIANI, 2003) .

A deglutição de corpos estranhos, apesar de ser acidental e, na maioria dos casos, ter sua resolução através da passagem desses corpos pelo trato gastrointestinal, em alguns casos pode levar a uma significante morbidade e mortalidade (KHARBANDA et al, 1995; ERNICA; SILVA; TORRIANI, 2003).

Saltman (2000) comenta que, na obstrução das vias aéreas sem ventilação adequada, evidenciada por discreta ou nenhuma troca gasosa, cianose ou alteração do estado mental, deve-se tentar **desobstruir as vias aéreas** pelo posicionamento do paciente (por exemplo, numa posição vertical ou inclinada para frente) e realização de manobras padronizadas, tais como inclinação da cabeça para trás e levantamento do queixo ou inclinação da cabeça para trás e puxão anterior de mandíbula. Ressalta ainda que a manobra de inclinação da cabeça para trás e levantamento do queixo é a mais eficaz, sendo executada empurrando-se com firmeza a testa do paciente para trás com uma das mãos, enquanto os dedos da outra são colocados sob o queixo para puxar a mandíbula para frente e o polegar puxar o lábio inferior, mantendo a boca aberta. Se estas medidas não desobstruírem as vias aéreas ou as tentativas de ventilação mecânica com a técnica de boca a boca ou com a máscara facial não forem bem sucedidas, encontram-se as manobras específicas para a obstrução por corpos estranhos ou por outras causas, como a Manobra de Heimlich onde o profissional dá quatro pancadas nas costas seguidas por quatro impulsos manuais, sendo continuada até que o corpo estranho se desloque, ou retirada manual.

Pereira (2001) cita como sinais e sintomas de obstrução de vias aéreas: tosse contínua de início súbito e forçada, dispnéia, agitação, cianose, síncope e, em casos extremos, parada respiratória. Salienta também que os procedimentos empregados devem ser modificados segundo cada faixa etária.

2.4.7 Overdose

As reações de overdose referem-se aos sintomas manifestados como resultados da administração de drogas acima da dose máxima permitida que produzem elevado nível plasmático e sanguíneo da mesma em específicos órgãos do corpo. Clinicamente, existe uma variedade de manifestações, sendo as reações alérgicas uma delas. As drogas mais frequentes envolvidas são os narcóticos (barbitúricos e opiáceos) e anestésicos locais. Os anestésicos locais, bem como os narcóticos, são depressores do sistema nervoso central e, sendo assim, podem provocar efeitos adicionais quando usados em conjunto com drogas comumente empregadas para sedação. Ressalta ainda que, quando anestésicos locais forem usados em associação com sedativos, deve-se diminuir a dosagem do anestésico (PEREIRA, 2001).

Taggart *et al* (1976) afirmam que a necessidade de tratamento odontológico constitui, comumente, fator gerador de ansiedade e apreensão suficientes para provocar elevação importante da concentração plasmática de adrenalina . Esses autores verificaram a ocorrência de arritmias cardíacas em 36 dentre 225 pacientes que seriam submetidos ou já estavam em tratamento odontológico sob anestesia local, monitorados por eletrocardiograma. Absi (1987) reporta caso de paciente do sexo masculino, de 52 anos de idade, aparentemente saudável, admitido para extração rotineira sob anestesia local que sofreu parada cardiorespiratória durante o tratamento. Boakes *et al* (1972) relataram um caso de morte de paciente que recebeu injeção de anestésico local contendo adrenalina na concentração de 1:20.000 enquanto Leitão *et al* (1994), estudando 158 casos, não encontraram contra-indicações para o emprego de catecolamina.

Moura (1999) cita que as injeções intravasculares podem levar a falhas na anestesia além de uma variedade de conseqüências farmacológicas, tais como: desmaio, palidez, taquicardia, tremor, vômito e diplopia. Souza *et al* (citados por Mees; Portela; Carlieni,1997), comentam que os efeitos indesejáveis durante a anestesia ocorrem na injeção intravenosa ou nas superdosagens.

Apesar de serem considerados seguros, não se tem ainda absoluta certeza de que os anestésicos locais possam determinar reações indesejáveis em crianças, pois, como a maioria dos medicamentos, são direcionados aos adultos. Os benefícios e os efeitos colaterais dos anestésicos locais não dependem exclusivamente do efeito farmacológico em si, mas, também dependem da quantidade administrada, da via de administração, da freqüência de uso, de fatores psicológicos e ambientais, idade, sexo, interação medicamentosa e estado de saúde em que se encontra a criança.

Para que as reações indesejáveis sejam evitadas, torna-se importante respeitar a dosagem relacionada ao peso, pois considera-se que os pacientes pediátricos não são adultos em miniaturas e, por isso, não devem receber as mesmas doses, destes fármacos, que os adultos (HIRATA *et al*, 2003).

Pereira (2001) ressalta, como medidas de prevenção de *overdose* o conhecimento da história do paciente, bem como o peso, e o conhecimento da droga administrada e das doses apropriadas.

2.4.8 Acidentes oculares

Pereira (2001) comenta que, apesar de raros, os acidentes oculares em consultórios odontológicos podem acontecer, determinando dificuldade na continuidade do atendimento. Comenta ainda que a prevenção é a melhor conduta, através da utilização de Equipamentos de Proteção individual, embora se saiba que existe a possibilidade da não –aceitação por parte da criança.

Os acidentes oculares podem ser classificados em :

1. Abrasão de córnea

2. Corpo estranho

3. Queimadura química

4. Laceração de conjuntiva

Os principais materiais causadores do problema em questão os restos de restaurações, cimento ou qualquer resíduo que possa cair nos olhos. O encaminhamento imediato ao oftalmologista é necessário, pois só ele estará habilitado para a remoção do corpo estranho.

Prado (2003) classifica as queimaduras oculares em químicas, térmicas e por irradiação. Dentre as químicas, substâncias com pH básico (álcalis) são mais graves e devastantes do que aquelas causadas por substâncias ácidas, pois os álcalis penetram no olho lesando o estroma e o endotélio corneano, bem como estruturas intra-oculares. As queimaduras por álcalis são consideradas urgências verdadeiras em oftalmologia e devem ter tratamento imediato. São exemplos de *álcalis*: a amônia, o hidróxido de potássio, o hidróxido de cálcio, sódio, cal, magnésio; e de *ácidos*: o sulfúrico, acético, **fluorídrico**, **fosfórico**, nitroso e o **clorídrico**.

Pereira (2001) cita algumas regras gerais que devem ser seguidas após a ocorrência de acidentes oculares, tais como:

- Empregar colírio anestésico é a primeira providência (exceto nos casos de queimaduras) antes de lavar os olhos, pois proporciona calma e alívio imediato.

- Os olhos devem ser lavados com solução fisiológica 0,9%. Caso esta não esteja acessível de imediato, água corrente deverá ser utilizada, mesmo que de torneira. O frasco deve ser conservado em geladeira. Após aberto, poderá ser usado em até 15 dias.

- Estas substâncias deverão preferencialmente estar frias ou geladas para que tenham ação de vasoconstrictores.

- Ter sempre em mãos o nome do oftalmologista para encaminhamento do paciente.

3 PROPOSIÇÃO

1º Avaliar o nível de conhecimento dos formandos dos cursos de odontologia de Instituições de Ensino Superior, no ano de 2005, na cidade de Belém-Pará sobre o uso de protocolos de urgência e/ou emergência médica na clínica odontológica em diversas situações médicas emergenciais: síncope, convulsão, hipoglicemia, crise asmática, anafilaxia e reações alérgicas, obstrução de vias aéreas, *overdose* e acidentes oculares , bem como conhecimento sobre equipamentos necessários para atendimento em urgência e/ou emergência médica.

4 MATERIAL E MÉTODOS

Foi realizado, inicialmente, um estudo piloto com 25 alunos da graduação a fim de avaliar-se a compreensão dos alunos com relação às perguntas do questionário.

4.1 Aspectos Éticos

Por envolver a participação de seres humanos, a pesquisa foi analisada e aprovada pelo Comitê de Ética em Pesquisa do Hospital Universitário João de Barros Barreto - HUJBB, sendo conduzida no sentido de garantir exposição mínima a riscos e proteção à integridade dos indivíduos.

Os voluntários da pesquisa foram devidamente esclarecidos e informados sobre os aspectos gerais, objetivos e metodologia do trabalho, dando seu livre consentimento por escrito, de acordo com modelo do Comitê de Ética preconizado pelo Conselho Nacional de Ética em Pesquisa (CONEP), comprometendo-se a colaborar com todas as fases da pesquisa que se fizessem necessárias.

4.2 Amostra

Para o desenvolvimento da pesquisa foram distribuídos 121 questionários aos alunos formandos em Odontologia de Instituições de Ensino Superior, do ano de 2005, juntamente com o consentimento livre e esclarecido (Apêndice B).

4.3 Questionário utilizado

O questionário procurou caracterizar a amostra com relação à idade, sexo, instituição de ensino, questões referentes à realização de cursos que abordassem o tema SBV, melhor período de ensino de manobras relacionadas à urgência e/ou emergência médica, situações específicas de atendimento (síncope, convulsão, hipoglicemia, anafilaxia e reações alérgicas, crise de asma, obstrução de vias aéreas, *overdose* e acidentes oculares) e desejo de participação de cursos que abordassem o tema (Apêndice A).

4.4 Coleta de dados

Foi realizada pela autora no período de Março a Agosto de 2005, nas Instituições de Ensino Superior, na cidade de Belém-PA.

Os questionários foram distribuídos em sala de aula, individualmente. Explicou-se o objetivo da pesquisa, bem como solicitou-se a colaboração de todos os alunos para que respondessem o questionário. Orientou-se quanto a não permissão de troca de informações bem como checagem em referências bibliográficas. Fixou-se um tempo de 25 minutos para a realização desta tarefa.

Os dados foram obtidos mediante questionário elaborado para avaliar o nível de conhecimento dos 121 alunos formandos em Odontologia de Instituições de Ensino Superior, no ano de 2005, na cidade de Belém-Pará, com relação à utilização de protocolos de urgência e/ou emergência médica na clínica odontológica, participação em cursos sobre o tema, conhecimento de materiais e equipamentos utilizados nas intercorrências médicas emergenciais e período ideal para a obtenção de tais conhecimentos.

4.5 Processamento de dados

Os questionários foram aplicados e analisados exclusivamente pela executante da pesquisa. Os dados coletados foram processados num computador Pentium IV, 1 GHZ, 512 MB, HD de 80 GB, onde foi utilizada a planilha eletrônica Excel versão 7 para tabulação dos dados e confecção dos gráficos, a fim de proporcionar um melhor entendimento dos dados coletados.

4.6 Análise de dados

Foi realizada uma análise quantitativa dos dados, relatando as ocorrências das frequências com seus respectivos percentuais. Estes resultados foram expostos em tabelas e gráficos. Foi aplicado o "Teste Exato de Fisher" para verificar se a participação dos alunos em um curso sobre o tema abordado influenciava no conhecimento do uso do protocolo de SBV para os casos de urgência /emergência médica, sendo fixado um nível de significância de 5%.

5 RESULTADOS E DISCUSSÃO

A população alvo do nosso estudo foi representada por 121 formandos do curso de Odontologia de Instituições de Ensino Superior, na cidade de Belém-Pará no ano de 2005.

A análise dos dados mostrou que 100% dos formandos achou importante ter o conhecimento das intercorrências médicas em urgência e/ou emergência que possam ocorrer no consultório odontológico.

Justificou-se esses números em função da necessidade que os acadêmicos de odontologia sentem, ao final do curso, de conhecimentos não só das diversas intercorrências médicas que podem acontecer no consultório odontológico, assim como suas possíveis resoluções. É provável que este interesse seja decorrente do receio dos alunos em vivenciarem tais situações na prática clínica e se sentirem impotentes para resolvê-las.

Segundo Pacheco (1999), infelizmente, não há uma só disciplina, na maioria dos cursos de graduação em Odontologia que se preocupe em estabelecer parâmetros ideais para o melhor desempenho dos profissionais da área, tais como tamanho da sala cirúrgica, equipamentos de emergência para suporte básico e avançado de vida, preparo técnico do profissional e auxiliar e outros.

Marzola e Griza (2000) citam que, embora as manobras de RCP sejam apresentadas aos estudantes de odontologia nas disciplinas de Cirurgia e Traumatologia Bucomaxilofacial (CTBMF), em algumas universidades, muitos desses alunos, ainda durante o curso e no exercício da profissão, não têm a oportunidade de assimilar o procedimento de forma correta. Estas manobras necessitam de muita rapidez e conhecimento profundo em toda sua seqüência e, mesmo sendo um procedimento relativamente simples, é uma emergência médica extrema, cujo resultado final, quando não tratado adequadamente, poderá ser uma lesão cerebral irreversível, com a morte dentro de minutos.

A tabela 5.1 mostra que, 98,3% dos pesquisados escolheram a fase de graduação como período ideal para o ensino (tanto das manobras para o atendimento em urgência e/ou emergência médica, quanto para o SBV, com 0,8% preferindo o período da pós-graduação e 0,8% em curso de aperfeiçoamento.

Tabela 5.1 Distribuição do período de formação mais apropriado para o ensino das intercorrências médicas em urgência/emergências segundo opinião dos formandos.

	Freqüência	Percentual	Percentual Acumulado
graduação	119	98,3	98,3
pós-graduação	1	0,8	99,2
Curso de aperfeiçoamento	1	0,8	100,0
Total	121	100,0	

A grande maioria dos pesquisados, por estarem em período de formação universitária, acredita ser este o momento ideal para aquisição de conhecimentos na área pesquisada, até porque, provavelmente, sintam receio de que alguma intercorrência grave aconteça durante o atendimento dos pacientes nas disciplinas práticas da faculdade.

Na revisão de literatura não foi possível identificar a preocupação de nenhum autor em relação ao período em que deveria ser ministrado esses conhecimentos, apenas Marzola e Griza (1998) salientam que a comunidade odontológica deve ter conhecimento das medidas de prevenção, preparação, além de uma educação continuada a este respeito, e, no presente estudo, é nítida a preferência do alunado para que este preparo ocorra no decorrer do curso de graduação. Na verdade toda esta educação tem seu inicio na formação universitária, e deverá ser continuada no decorrer da vida profissional.

Na tabela 5.2 salienta-se que 99,2% dos entrevistados gostariam de participar de um curso que abordasse o assunto em questão.

Isto corrobora mais uma vez com o que foi exposto anteriormente sobre a necessidade que os discentes sentem em adquirirem esses conhecimentos.

Tabela 5.2 Distribuição do número de formandos que gostariam de participar de um curso sobre urgência e/ou emergências médicas que podem ocorrer no consultório odontológico.

	Freqüência	Percentual	Percentual Acumulado
Não	1	0,8	0,8
Sim	120	99,2	100,0
Total	121	100,0	

Foi observado um percentual significativo (76%) de formandos que já participaram de cursos sobre o assunto em questão, sendo que dos 121 pesquisados somente 24% não tiveram nenhuma participação em tais treinamentos(Gráfico 5.3)

Observa-se que o aluno de odontologia, na sua maioria, demonstra interesse em participar de cursos de urgência e emergência médica não tendo, porém, formação adequada para tal, apesar de que, em nossa amostra, 76% já tenham participado de cursos rápidos que abordassem tais temas.

Pacheco e Marques (1999) afirmam que a preparação técnica é fundamental para que o CD execute procedimentos cada vez mais invasivos, pois é preciso que ele esteja seguro de que poderá gerenciar qualquer alteração diferente da esperada no procedimento odontológico. O reconhecimento, diagnóstico e tratamento de uma situação emergencial deve fazer parte do conhecimento técnico do profissional dentista, pois caso ocorra no consultório, é ele quem tomará as decisões e dará o encaminhamento do tratamento, muitas vezes, determinando a vida de um paciente. (SÁ DEL FIOL; FERNANDES, 2004)

Gráfico 5.3 Distribuição do número de formandos que já participaram de curso em urgência e/ou emergência médica

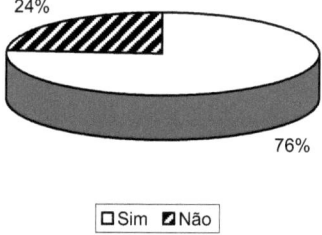

24%

76%

□ Sim ◪ Não

Com relação ao conhecimento sobre quais os equipamentos necessários em um consultório odontológico para o atendimento das intercorrências médicas, apenas 24% dos entrevistados sabem e 76% não sabem que equipamentos usar, provavelmente, por não terem freqüentado cursos específicos com informações completas sobre atendimento médico emergencial.

Por não vivenciarem com frequência situações de emergência e/ou urgência médica e, até mesmo por deficiência de informação relativa ao tema em literatura odontológica, os alunos não sabiam que equipamentos seriam necessários e obrigatórios em tais situações. Vale salientar que se compararmos o percentual de alunos que já participaram de curso de urgência e/ou emergência médica (Gráfico 5.3) com o percentual de alunos que não tinham conhecimento sobre os equipamentos necessários para o atendimento em tais situações no consultório odontológico, (Gráfico 5.4) torna-se gritante o despreparo dos nossos alunos.

Gráfico 5.4 Distribuição do conhecimento dos formandos sobre os equipamentos necessários para o atendimento em situações de urgência e/ou emergência médica no consultório odontológico.

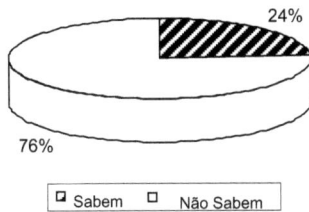

24%

76%

| ▫ Sabem ▫ Não Sabem |

Ferrera (1999) acha que a preparação para enfrentar tais situações não é ideal pois, além dos cursos universitários não oferecerem treinamento adequado para que os futuros Cirurgiões Dentistas entendam sinais e sintomas de doenças orgânicas, nem todos os profissionais encaram seus pacientes de forma integral, ou seja observando-o completamente.

Sobre o conhecimento do protocolo de SBV 60% dos formandos afirmaram ter conhecimento ,significando que um percentual significativo de 40% não o possui (Gráfico 5.5).

Em nossa análise, a situação está relacionada com a falta de conteúdo programático sobre o assunto em disciplinas afins, como citado em parágrafos anteriores.

Gráfico 5.5 Distribuição dos formandos que têm conhecimento sobre o protocolo de suporte Básico de vida para os casos de urgência e/ou emergência médica em consultório odontológico.

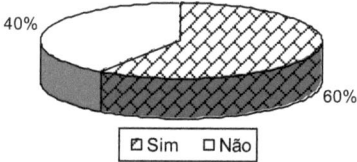

Malamed (1987) e Severo (1999) demonstraram, através de estudos, que a maioria dos cirurgiões dentistas não está capacitada a utilizar a técnica correta de Reanimação Cardiopulmonar (RCP) em seus consultórios, e estes também não estão equipados para tal fim.

No estudo realizado por Alves *et al* (2001) que, dentre outras questões, procurou avaliar a habilidade dos cirurgiões dentistas na realização de ressuscitação cardiopulmonar (RCP), como e onde o profissional teve acesso a respeito da técnica e quais os equipamentos disponíveis em seus consultórios, os autores concluíram que a maioria dos cirurgiões dentistas avaliados não possuíam o conhecimento nem dominavam as técnicas e os passos da RCP, alem de não possuírem ou mesmo conhecerem os equipamentos necessários para tal procedimento, o que pode também ser afirmado na nossa pesquisa.

A técnica de RCP deve ser de conhecimento da população em geral e treinamentos deverão ser realizados rotineiramente para que realmente vidas possam ser salvas (MARZOLA; GRIZA, 2000).

Quanto a este item ainda, autores como Toapanta *et al* (1995); Pinheiro e Silva (1996); Marzola e Griza (2000) vêm reforçar, com suas pesquisas nossos resultados expostos.

Na abordagem específica para determinadas intercorrências, no caso de síncope (Gráfico 5.6), 71,90% não sabem como proceder em tal situação e apenas 28,10% sabem.

Gráfico 5.6 Distribuição do resultado do nível de conhecimento dos formandos diante de um quadro de síncope no consultório odontológico

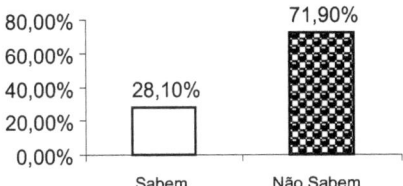

Neste caso, vê-se a fragilidade com que se encontra os formandos com relação a uma intercorrência considerada simples e mais comum de ocorrer.

Para Monazzi *et al* (2001), a síncope corresponde a 50,37% das emergências médicas nos consultórios odontológicos. Num estudo realizado por Malamed (1985) foi afirmado que a hiperventilação, as crises convulsivas, a hipoglicemia e a sincope foram as situações mais comuns de emergências medicas ocorridas com pacientes antes, durante ou logo após um tratamento de rotina.

Em nosso estudo, o resultado encontrado para o uso do protocolo, no caso de síncope, considerado uma das intercorrências mais comuns, é preocupante, pois leva a pensar em como agiriam nossos alunos, brevemente profissionais no mercado, ao se depararem com situações mais complicadas, que exijam realmente rapidez e presteza.

No caso de convulsão 52,07% demonstraram saber como conduzir tal situação, e 47,93% não.

Observa-se que os percentuais aproximam-se, o que demonstra mais uma vez o despreparo dos discentes.

Segundo Monazzi *et al* (2001) este tipo de problema apresenta um percentual de ocorrência de 5,21%. Diversos autores afirmam ser a crise convulsiva uma das intercorrências mais comuns que podem ocorrer em consultório dentário (MALAMED, 1985; GOMES *et al*, 1999; OCKNER; HUBNER; CARLINI, 2001; MARZOLA; GRIZA, 2001).

Gráfico 5.7 Distribuição do resultado do nível de conhecimento dos formandos diante de um quadro de convulsão no consultório o odontológico.

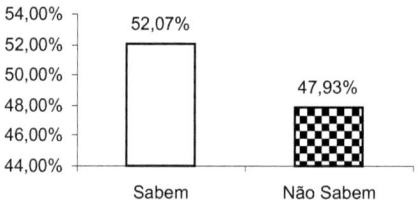

No caso de hipoglicemia 59,50% sabem como conduzir tal situação, e 40,50% não sabem.

Vale salientar que esta situação pode ocorrer por utilização de drogas da rotina odontológica, e também como uma manifestação de doença sistêmica. Cabe ao profissional o perfeito domínio de tal intercorrências, pois a mesma pode levar a

um episódio de maior gravidade como o coma.

A hipoglicemia é uma situação bastante comum, representando 2,91% de

ocorrência (ARMONIA *et al*, 1983; MALAMED, 1987; PACHECO, 1999; EMERGY;

GUTTENBERG, 1999; GUIMARÃES, 2001; OCKNER; HUBNER; CARLINI, 2001;

SÁ DEL FIOL; FERNANDES, 2004).

Gráfico 5.8 Distribuição do resultado do nível de conhecimento dos formandos diante de um
quadro de hipoglicemia no consultório odontológico.

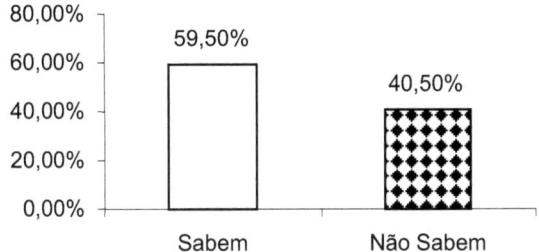

Com relação a crises de cianose, 16,53% dos entrevistados sabem o

tratamento ideal e 83,47% não sabem. É importante salientar que, as drogas utilizadas

na Odontologia, principalmente a prilocaína, anestésico local, pode causar uma

situação denominada metemoglobinemia, distúrbio hematológico no qual a

hemoglobina é transformada por oxidação à metemoglobina, tornando a molécula

funcionalmente incapaz de transportar oxigênio.

58

Gráfico 5.9 Distribuição do resultado do nível de conhecimento dos formandos diante de um quadro de crise de cianose no consultório odontológico.

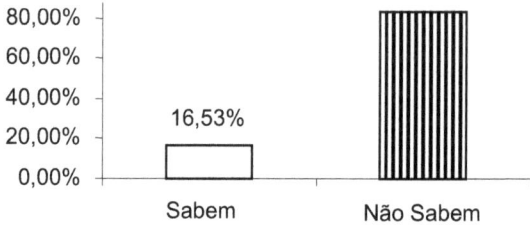

Sabem   Não Sabem

É bastante significativo o percentual de alunos que não sabem como agir caso o paciente apresente uma crise de cianose.

Na literatura pesquisada não encontramos material que abordasse o tema em questão, o que nos leva a pensar que, talvez, os autores pesquisados não consideram tal situação comum e importante de ocorrer no consultório odontológico.

Com relação aos acidentes oculares, observa-se que 10,74% sabem como proceder, e 89,26% não sabem.(Gráfico 5.10)

Gráfico 5.10 Distribuição do resultado do nível de conhecimento dos formandos diante de um quadro de acidente ocular (abrasão de córnea, corpo estranho, queimadura química e laceração de conjuntiva) que podem ocorrer no tratamento odontológico.

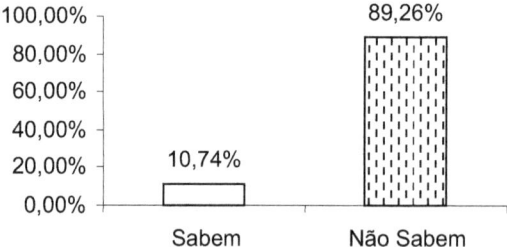

Sabem   Não Sabem

Mais uma vez constata-se a fragilidade com que nossos alunos encontram-se diante das diversas situações abordada. E no caso de acidentes oculares, estes são considerados verdadeiramente uma urgência médica, principalmente em se tratando de abrasão de córnea por objetos pontiagudos, tais como limas endodônticas, pontas de sondas exploradoras ou restos de material restaurador, mesmo por queimaduras químicas, por álcalis (hidróxido de sódio, hidróxido de cálcio), soluções diversas para irrigação de canais radiculares (solução de Milton, solução de Dakin e soda clorada) e por ácidos fluorídrico, fosfórico e outros (PEREIRA, 2001; PRADO, 2003).

No nosso estudo, 55,37% dos alunos sabem como proceder diante de um quadro de obstrução de vias aéreas e 44,63% não sabem.(Gráfico 5.11)

Gráfico 5.11 Distribuição do resultado do nível de conhecimento dos formandos diante de um quadro de obstrução de vias aéreas no consultório odontológico.

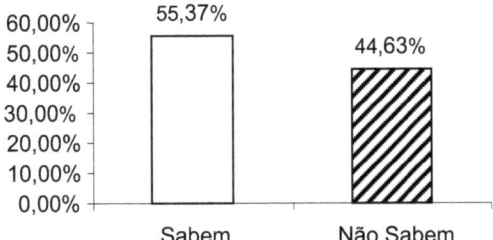

Este percentual é bastante significativo, visto que esta situação não é incomum de ocorrer na prática odontológica.

A obstrução de vias aéreas é uma situação relativamente fácil de ocorrer, principalmente quando não se utiliza isolamento absoluto. Dentre os corpos estranhos que podem ser deglutidos ou aspirados, encontramos relatados na literatura instrumentos pequenos e agudos que têm facilidade de escapar dos dedos do operador, como limas endodônticas, escavadores e chaves de ativação de aparelhos ortodônticos. Além desses, existem também casos envolvendo coroas de próteses provisórias, agulhas hipodérmicas, bandas ortodônticas, coroas totais fixas, cânulas de aspiração, peças utilizadas na implantodontia, dentes e raízes durante uma exodontia, placas ortodônticas acrílicas e próteses parciais fixas, totais e removíveis (GARCIA; CRETACOTTA, 1972; GOULTSCHIN; HELING, 1971; GOVILA, 1979; HOWE, 1990; HUPP, 2000; KHARBANDA et al, 1995; KAUFMAN, 1978; LAMBRIANIDIS; BELTES, 1996; MEJIA et al, 1996; NAZIF; READY, 1983; ERNICA; SILVA; TORRIANI, 2003).

No caso de crise de asma, 58,68% não sabem como proceder e 41,32% sabem (Gráfico 5.12). Mais uma vez fica evidente a necessidade dos nossos alunos com relação a aplicação de protocolos em situações de urgência e/ou emergência médica, visto que pessoas asmáticas, quando em crise, embora não procurem o atendimento odontológico, podem entrar em crise por inalação de aromas tais como: hipocloritos, metacrilato de metila ou, muitas vezes, por estresse psicológico. (MARINGONI, 1998; ERAZO, 2002; PEREIRA 2001)

Gráfico 5.12 Distribuição do resultado do nível de conhecimento dos formandos diante de um quadro de crise de asma no consultório odontológico.

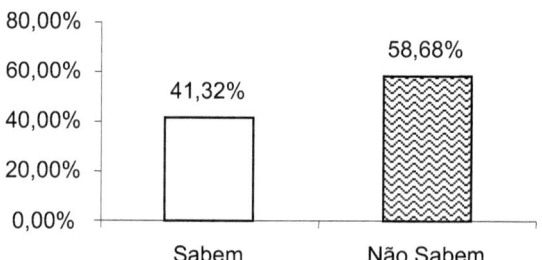

A adoção de protocolos na prática diária, baseados em literatura e referências bibliográficas atualizadas continuamente, não só propiciam ao profissional um aumento significativo no rendimento profissional, como, legalmente o protege , caso ocorra algum acidente de trabalho.

Para determinar se a participação dos alunos em um curso sobre o tema abordado influenciava no conhecimento dele com o protocolo de SBV para os casos de urgência /emergência médica, foi correlacionado estas duas questões , através do Teste Exato de Fischer ,sendo fixado um nível de significância de 5%. Concluiu-se assim, com 95% de confiança, que há forte evidências de que a participação do aluno em um curso sobre o tema abordado influencia no conhecimento dele sobre o protocolo de SBV para os casos de urgência/ emergência médica.

Analisando o cruzamento anteriormente citado, verificou-se que dos 29 dos alunos entrevistados que não participaram de cursos sobre o tema abordado, 20 (40,8%) destes não conheciam o protocolo de SBV para os casos de urgência/ e ou emergência médica e 9 (12,5%) o conheciam. Enquanto os 92 (76%) que disseram já ter participado de um curso sobre o tema abordado, 29 (59,2%) não conheciam o SBV para os casos de urgência/ e ou emergência médica e 63 (87,5%) conheciam.

TESTE EXATO DE FISCHER

cê já recebeu ou participou de curso sobre o tema abordado? * Você conhece o protocolo de supoi básico de vida para os casos de urgência/ emergência médica? Crosstabulation

| | | | Você conhece o protocolo de suporte básico de vida para os casos de urgência/ emergência médica? | | |
			Não	Sim	Total
Você já recebeu ou participou de curso sobre o tema abordado?	Não	Quant.	20	9	29
		% Você conhece o protocolo de suporte básico de vida para os casos de urgência/ emergência médica?	40,8%	12,5%	24,0%
	Sim	Quant.	29	63	92
		% Você conhece o protocolo de suporte básico de vida para os casos de urgência/ emergência médica?	59,2%	87,5%	76,0%
Total		Quant.	49	72	121
		% Você conhece o protocolo de suporte básico de vida para os casos de urgência/ emergência médica?	100,0%	100,0%	100,0%

Observa-se que, a educação continuada e a adoção de protocolos de realização de procedimentos demonstram, não só o envolvimento e seriedade do profissional em questão, como constituem medidas de segurança e proteção individual e coletiva, com a finalidade de assegurar ao paciente um atendimento livre de riscos, visando sua integridade física e emocional. Logo, a necessidade de conhecimentos multidisciplinares se faz cada vez mais presente na maioria das profissões, e na Odontologia, onde o profissional interage com o paciente adulto e infantil, muitas vezes, lançando mão de diversas drogas e situações geradoras de stresse, a perícia, a habilidade, a segurança e o aperfeiçoamento contínuo são características básicas que possibilitam um atendimento satisfatório.

CONCLUSÕES

Após a análise dos resultados obtidos, o presente trabalho pôde concluir que :

1) É significativo o percentual de formandos que não possuem conhecimentos em manobras de SBV, bem como de atendimento em situações de urgência e/ ou emergência.

2) A maioria dos discentes (76%) dos cursos de graduação em odontologia das faculdades pesquisadas participa de cursos sobre urgência e/ ou emergência médica,mas não sabe como agir nas principais intercorrências abordadas.; apesar da totalidade considerar importante conhecer as intercorrências em urgência e/ou emergência médica que podem ocorrer no consultório odontológico.

3) O período considerado ideal pelos alunos para o aprendizado destas manobras é o da graduação

4) Apesar da maioria dos alunos já terem participado de curso sobre SBV, apenas uma pequena parte dos mesmos soube quais os equipamentos necessários para atendimento em situações emergenciais.

5) É unânime o desejo dos alunos de participarem de cursos relacionados ao tema.

REFERÊNCIAS

1. Absi EG. A cardiac arrest in dental chair. Brit Dent J 1987; 163(6): 199-200.

2. Alves *et al*. Reanimação Cardiopulmonar: Avaliação de cirurgiões dentistas de Belo Horizonte. J Assess Prestação Serv Odont 2001: 27-32

3. American Heart Association. Guidelines 2000 for Cardiopulmonary Ressuscitation and Emergency Cardiovascular Care. Circulation 2000; 102 (8): I253 - I290.

4. Araújo LMT, Amaral JLG. Alergia à lidocaína: relato de caso. Rev. Bras. Anestesiol 2004; 54(5): 672-676

5. Armonia *et al*. Local anesthetics in patients with cardiovascilar disturbs. Rev Fola Oral 1996; 6: 143-147.

6. Armonia PL, Tortamano N, Ribas TRC, Saraceni JG. Ansiedade e Medo – Terapêutica Medicamentosa. Rev Odontol Univ Santo Amaro 2001; 6(1/2):31-34.

7. Bavitz JB. Emergency management of hipoglycemia and hiperglycemia. Dent Clin North Am 1995; 39(3):587-594.

8. Bevilacqua C. Emergências Pediátricas do Instituto de Puericultura e Pediatria Martagão Gesteira UFRJ- IPPMG- 1ª ed : Editora Atheneu; 2002

9. Boakes AJ, Laurence DR, Lovel KW, O`neil R, Verril PJ. Adverses reactions to local anesthesics vasoconstrictor responses to xylestesin and hostocaina – with – noradrenaline. Brit Dent J 1972; 133(4): 137-140.

10. Brand HS *et al*. Cardiovascular and neuroendocrine responses during acute stress induced by different types of dental treatment. Int Dent J Feb 1995; 45(1):45-48.

11. Brand HS, Abraham-Inpijn L. Cardiovascular responses induced by dental treatment. Eur J Oral Sci, june 1996; 104(3): 245-252.

12. Campbell J E. Basic trauma life support - advanced prehospital care. 2ª ed.Mariland: Prentice-Hall; 1988.

13. Canesin MF, Timerman S, Marques FRB, Fereira D, Moura IR. "Tempo é Vida" – Um dever de consciência da morte súbita. Arq Bras Cardiol 2005; 84(6):1-3

14. Carvalho C. Emergências Médicas no Atendimento Odontológico. Rev Bras Odont 2003; 60(2):108-111

15. Cioffi G *et al*. The hemodynamic and plasma catecholamine responses to routine restorative dental care. J Am Dent Assoc 1985; 111(1): 67-70

16. Conceição DB, Schonhorst L, Conceição MJ, Filho GROF. A pressão arterial e a frequência cardíaca não são bons parâmetros para avaliação do nível de ansiedade pós- operatória. Rev Bras Anestesiol 2004; 54(6):1-5

17. Edmonson HD, Frame JW. Medical emergencies in general paractice. Dental Update 1986; 13: 211-220

18. Emergy RW, Guttenberg AS. Management priorities and treatment strategies for medical emergencies in the dental Office. Dental Clin North Am 1999 jul; 3(43): 401-419

19. Erazo GAC. Manual de Urgências em Pronto Socorro . 7ª ed: Editora Medsi; 2002.

20. Ernica NM; Silva FM; Torriani MA. Deglutição e aspiração acidentais de corpos estranhos. Relato de três casos clínicos. Rev Brás de Cirur Period Curitiba 2003; 1(2): 131-135.

21. Ferrera B. Emergência no Consultório: Quem está preparado? Rev ABO Nac 1999; 7 (1): 7-11.

22. Garcia JR; Cretacotta JH. Pasaje accidental de um instrumento endodóntico al tracto digestivo. Rev Asoc Odont Argent 1972; 60(11):527-529.

23. Gomes RS; Maia DMF; Lehman LFC; Santoro DR; Azevedo P; Castro WH. Emergências Médicas no consultório dentário. Revista do CROMG 1999; 5(1):4-10

24. Gordon BR. Prevention and Management of Office allergy emergencies. Otolaryngol Clin North Am 1992; 25 (1):119-134.

25. Goultschin J; Heling B. Accidental swallowing of na endodontic instrument. Oral Surg 1971; 32(4):621-622.

26. Govila CP. Accidental swallowing of na endodontic instrument. Oral Surg 1979; 48(3) 269-271.

27. Guedes P. Odontopediatria- Procedimentos Clínicos. 4 ª Ed. 1994.

28. Guimarães PSP. Emergências Médicas em Odontologia. Rev Bras Odont 2001; 58(5): 294-295

29. Hirata M; Perez FEG; Rocha RG; Borsatti MA. Anestésicos locais: Fatores que deteminam os volumes máximos (ml) em odontopediatria. J Brás odontopediatr 2003; 6(33): 419-425.

30. Howe GL. Algumas complicações da cirurgia oral. In: Howe GL. Cirurgia oral menor. 3ª ed. São Paulo: Editora Santos, 1990, p. 376-397.

31. Hupp JR. Prevenção e tratamento das emergências médicas.In: Peterson LJ. Cirurgia oral e maxilofacial contemporânea. 3 ed Rio de Janeiro: Guanabara Koogan 2000; p 22-43.

32. Kaufman AY. Accidental ingestion of na endodontic instrument. Quintessence 1978; 9(5): 83-84.

33. Kennedy BT, Haller JS. Tratment of the epileptic patient in the dental Office – NY State Dent J. 1999; 64(2): 26-31.

34. Kharbanda OP et al. Accidental Swallaving of a gold cast crown during orthodontic tooth separation. J clin Pediatr Dent 1995; 19(4): 289-292.

35. Kiyomitsu Y *et al*. Blood pressure and heart rate of patients in dental clinics. Anesth Prog 1989; 36(4-5): 237-238

36. Lambrianidis T; Beltes P. Accidental swallowing of endodontic instruments. Endod dent Traumatol 1996; 12(6): 301-304.

37. Leitão FBP; Maurano A; Campos AA; Yasuda A; Ambrogim A. Prevenção e Tratamento das emergências sistêmicas associadas aoa uso das anestesias loco-regionais em odontologia. Rev Liter Odonto UMESP 1994; 2(7):439-444.

38. Malamed SF. Emergency medicine: beyond the basics. J. Am. Dent Assoc 1997;128: 843-854.

39. Malamed SF. Handbock of edical emergencies in the dental office. 3ª ed. St Louis:
40. C V Mosby; 1987

41. Malamed SF. Managing medical emergencies. J.Am Dent Assoc 1993; 124:40-53

42. Malamed SF. The stress reduction protocols: a method of minimizing risk in dental practice. Paper presented at the fifth annual Continuing Education Seminar in Practical Considerations in IV and IM Dental Sedation. Mt. Sinai Medical Center, Miami 1979.

43.
Maringoni RL. Principais Emergências Médicas no Consultório odontológico. Rev APCD 1998; 52(5):388-396.

44. Marzola C. Anestesiologia. 3º ed. São Paulo: Ed Pancast; 1999

45. Marzola C, Griza. GL. Profissionais e Acadêmicos de odontologia estão aptos para salvar vidas? Jornal Assess. Prestação Serv. Odont; São Paulo 2001 outubro 27; 9.

46. Marzola C, Griza. GL. Profissionais e Acadêmicos de Odontologia estão aptos para salvar Vidas? Dental Review [periódico on-line] 2004.dirponivel em URL: http://www.dentalreview.com.br.

47. Meyer FU. Hemodynamic changes under emotional stress following a minor surgical procedure under local anaesthesia. Int J Oral Maxillofac Surg 1987;16(6): 688-694.

48. Mees ML; Portela IC; Carline JL. Uso dos anestésicos locais em odontologia. RBO 1997; 54(5): 273-276.

49. Mejia JL *et al*. Accidental swallowing of a dental clamp. J Endod 1996;22(11): 619-620.

50. Mochizuki m *et al*. Changes in heart rate and blood pressure during dental procedures with local anesthesia. Anesth Prog 1989; 36(4): 229-241.

51. Monnazzi MS; Prata DM; Vieira EH; Gsabrielle MAC; Carlos E. Emergências e urgências médicas. Como proceder? RGO 2001; 49 (7):7-11.

52. Moura WL; Lopes MCA; Moreira KWF; Batista VMS; Campos AKC. Avaliação da ocorrência de infecções intravasculares durante anestesia dos nervos alveolar inferior, bucal e lingual. Rev Paul Odont 1996; 6: 46-48.

53. Nazif MM; Ready MA. Accidental swallowing of orthodontic expansion appliance keys: report of two cases. ASDC J Dent Child 1983; 50(2): 126-127.

54. Ockner W, Hubner G, Carlini JL, Medeiros U. Emergências Médicas no consultório Odontológico. J Brás Cin Odont Int 2001; 28(5):289-297

55. Olympia RP, Wan E, Avner JR. The Preparedness of schools to respond to emergencies in children: a national survey of school nurses.Pediatrics 2005; 116(6):738-745

56. Pacheco W, Marques IH. Emergências em Consultórios odontológicos. Jornal Assess. Prestação Serv. Odont; São Paulo 1999 junho 14; 2.

57. Paramaesvaran M, Kingon AM. Alterations in blood pressure and pulse rate in exodontia patients. Aust Dent J 1994; 39(5): 282-286.

58. Pena M, Jorge L. Resucitación Cardiopulmonar. Salud 1989; 17(2): 51-59.

59. Pereira M BB. Urgências e Emergências em Odontopediatria nos primeiros anos de vida Curitiba :Editora Maio; 2001.

60. Peterson LJ, Ellis III E, Hupp JR; Tucker MR. Cirurgia oral e maxilo facial contemporânea. 2ª ed Rio de Janeiro: Guanab. Koogan, 1996, 702 p.

61. Pinheiro ALB, Silva PC. Nossos Cirurgiões-Dentistas e alunos de Odontologia estão preparados para salvar vidas? Fac. Odont. Univ. Fed. Pernamb., Recife,1996:7(1) 56-65

62. Prado FC. Manual Prático de Diagnóstico e Tratamento-21ª ed. Artes Médicas- 2003.
63.
Sá Del Fiol FS, Fernandes, A V. Emergências Médicas em Consultório Odontológico. Rev. ABO Nacional 2004; 12(5): 314-318.

64. Saltman RJ. Manual de Terapêutica Clínica – Department of Medicine Washington University School of Medicine Rio de Janeiro: 28ª Ed. Editora MEDSI; 1998.

65. Silva CM. Primeiros socorros e urgências odontológicas IN: Brasil. Ministério da Saúde. Coordenação Geral para Formação de Recursos Humanos do SUS. Brasília 1994; p. 156-163.

66. Silva EL. Suporte Básico de Vida. Rev Para Med 2005; 19: 73-74

67. Severo GG *et al*. Primeiros Socoros no Consultório Odontológico. [Monografia] Belo Horizonte: Faculdade de Odontologia da UFMG 1999; 49 p.

68. Skinner DV.; Camm, AJ; MILES. S. Cardiopulmonary ressuscitation skills of preregistration house officers. British Medical Journal; London 1985; 290:1549-1550

69. Souza JA. Choque anafilático em cirurgia Buco Maxilofacial. RBO 1984; 3: 17-28

70. Souza JA; Souza JFA; Vasconcelos PSG. Toxicidade sistêmica dos anestésicos. RGO 1991; 39(2): 143-146

71. Taggart P, Hedworthy-White R, Carruthers M, Gordon PD. Observations on electrocardiogram and plasma catecholamines during dental procedures: the forgotten vagus. Brit Med J 1976; 2: 787-789.

72. Toapanta ED *et al.* Conhecimento médico sobre reanimación cárdio-pulmonar. Quito FCM, 1995 18p.

73. Tortamano IP, Armonia PL, Simone JL, Borsatti MA. Efeitos cardiovasculares produzidos pela administração intravascular de solução de lidocaína a 2% contendo noradrenalina 1:50.000 em cães – papel terapêutico do diazepan. Rev Pós Grad 2001; 8(4) 353-358.

APÊNDICE

APÊNDICE A

QUESTIONÁRIO UTILIZADO NA PESQUISA

NOME: IDADE:
TEL: SEXO :

1) Você acha importante o conhecimento, por parte do formando em odontologia , das intercorrências médicas em urgência / emergência que possam ocorrer no consultório odontológico ?
( ) sim   ( ) não

2) Em caso afirmativo, em que período da formação você acharia mais apropriado o ensino dessas intercorrências e os protocolos de atendimento das mesmas?
( ) graduação
( ) pós-graduação
( ) curso de aperfeiçoamento
( ) curso de especialização
( ) outros

3) Você já recebeu ou participou de curso sobre o tema abordado?
( ) sim
( ) não

4) Quais são os equipamentos mínimos necessários para o atendimento em situações de urgência e/ou emergência médica ?

( ) cilindro de O_2 montado com máscara e ambu , jelcros , medicações , estetoscópio, esfingnomanômetro.
( ) cilindro de O_2 montado com máscara e ambu, medicações específicas (*corticóides, anti-histamínicos, adrenalina, broncodilatadores...*), cateter nasal, máscaras, seringas, escalpes ou jelcros, estetoscópio, monitor cardíaco,esfingnomanômetro, oxímetro de pulso
( ) cilindro de O_2 montado com máscara e ambu, cânulas de Guedel, jelcros ou escalpes,cateter nasal,máscaras,seringas,medicações específicas (anti-histamínicos corticóides,broncodilatadores...),monitor de glicemia capilar,estetoscópio, esfingnomanômetro, oxímetro de pulso e monitor cardíaco.
( ) não sei

5) Você conhece o protocolo de Suporte Básico de Vida para os casos de urgência/emergência médica ?
( ) sim   ( ) não

6) Como você agiria diante de um quadro de síncope no consultório odontológico?

( ) Chamaria o Serviço Médico de Emergência

( ) Verificaria perda ou não de consciência ,colocaria o paciente em decúbito dorsal ou com cabeça flexionada sobre os joelhos para aumentar retorno venoso e chamaria o SME.

( ) Verificaria perda ou não de consciência ,colocaria o paciente em decúbito dorsal ou com cabeça flexionada sobre os joelhos para aumentar retorno venoso,instalaria oxigênio úmido via cateter nasal 2-3 litros/min e chamaria o SME.

( ) Colocaria o paciente com joelhos flexionados e administraria O_2 úmido nasal 2-3 litros/min

7) Diante de um quadro de convulsão no consultório odontológico você :

( ) Colocaria a criança em decúbito dorsal e administrava O_2 úmido por cateter nasal 2-3 litros/min

( ) Chamaria o SME, posicionaria o paciente em decúbito lateral com cânula de Guedel e administraria O_2 úmido por cateter nasal 2-3 litros/min

( ) Administraria diazepan (0,1-0,3 mg?kg) via endovenosa e chamaria o SME

( ) não sei

8) Diante de um quadro de hipoglicemia no consultório odontológico,você:

( ) Chamaria o SME e administrava O_2 úmido por cateter nasal

( ) Ofereceria alimentos ricos em glicose ou 15 gramas de açúcar (3 colheres de chá) em água; caso houvesse perda de consciência, monitorizaria os sinais vitais e chamaria o SME

( )Ofereceria alimentos ricos em glicose ou 15 gramas de açúcar (3 colheres de chá) em água; caso houvesse perda de consciência , colocaria o paciente em decúbito dorsal e administraria O_2 úmido via cateter nasal com monitoramento dos sinais vitais e chamaria o SME

( ) não sei

9) Se o seu paciente apresentasse uma crise de asma durante o tratamento, você:

( ) Interromperia o tratamento e tentaria acalmar o paciente.

( ) Interromperia o tratamento imediatamente,administrando O_2 úmido e broncodilatador líquido de acordo com a idade do paciente, encaminhando o mesmo ao SME devido ao risco de parada respiratória.

( ) Interromperia o tratamento imediatamente administrando O_2 úmido, broncodilatador aerossol de acordo com a idade ou corticóide via oral ou endovenosa,chamando o SME imediatamente devido ao risco de parada respiratória.

( ) Não sei

10) Se no atendimento do seu paciente , por acidente, caísse algum material ou instrumental na orofaringe e o paciente apresentasse obstrução de vias aéreas, você:

( ) Colocaria o paciente lateralizado ,mandando o mesmo tossir até expelir o corpo estranho, observando freqüência respiratória e nível de consciência

( ) Se visível, retirava o corpo e, se não conseguisse ,bateria com a palma da mão na costa até que o mesmo fosse expelido.

( ) Chamaria o SME imediatamente, envolveria a criança pelo dorso e comprimiria a região epigástrica a fim de expelir o corpo estranho ;caso houvesse inconsciência ,comprimiria a região epigástrica com a criança deitada.

( ) Não sei

11) Se o paciente apresentasse no atendimento uma crise de cianose , você:

( ) Acalmaria o paciente e administrava O_2 por cateter nasal

( ) Acionaria o SME , instalava cateter de O_2 e colocaria o mesmo em decúbito dorsal

( ) Flexionaria os joelhos próximos ao abdomen,administraria O_2 por cateter nasal 2-3 litros/min e encaminharia o paciente ao Serviço Médico Hospitalar

( ) Não sei

12) Diante dos acidentes oculares (abrasão de córnea, corpo estranho,queimadura química e laceração de conjuntiva) que possam ocorrer no tratamento odontológico você ?

( ) Encaminharia imediatamente o paciente para o SME

( ) Anestesiava o olho afetado com colírio anestésico(2 gotas),lavava com soro fisiológico e, no caso de queimadura química utilizaria pomada com antibiótico após lavagem por 30 minutos, encaminhando o paciente ao especialista

( ) Lavava com soro fisiológico , anestesiava o olho com colírio anestésico (2 gotas) prescrevendo antibiótico/antiinflamatório e encaminharia o paciente ao especialista

( ) Não sei

13) Você gostaria de participar de um curso que abordasse as urgências e/ou emergências médicas em odontopediatria?

( ) sim   ( ) não

APÊNDICE B

TERMO DE CONSENTIMENTO ESCLARECIDO

Eu, _____,RG_____,autorizo a publicação dos dados relativos ao conjunto de respostas por mim concedidas,que compõem o questionário enviado pela Dra Eliana Lago Silva, destinados a elaboração do trabalho de pesquisa intitulado: AVALIAÇÃO DO NÍVEL DE CONHECIMENTO DO USO DE PROTOCOLOS DE URGÊNCIA E/OU EMERGÊNCIA MÉDICA NA CLÍNICA ODONTOLÓGICA ,para a obtenção do grau de Mestre em Odontologia.

Belém, / / 2005 .

ANEXOS

ANEXO A

Resumo das manobras de SBV

MANOBRA	SBV			SBV
	ADULTO - ADOLESCENTE	CRIANÇA (1a8anos)	LACTENTE (até 1 ano)	
VIA AÉREA	inclinação da cabeça - elevação queixo (no trauma levantar mandíbula)	inclinação da cabeça - elevação queixo (no trauma levantar mandíbula)	inclinação da cabeça - elevação queixo (no trauma levantar mandíbula)	CHEQUE RESPONSIVIDADE abertura vias aéreas - ativação sistema médico de emerg.
VENTILAÇÃO Inicial	2 ventil. de aproximadamente 1½ seg. por ventil.	2 ventil. de aproximadamente 1½ seg. por ventil.	2 ventil. de aproximadamente 1½ seg. por ventil.	CHEQUE VENTILAÇÃO: Se vítima ventilando: coloque em posição de recuperação Se tórax não expande: reposicione e tente ventilar até 5 vezes
Subsequente	12 ventil./ min (aproximadamente)	20 ventil./ min (aproximadamente)	20 ventil./ min (aproximadamente)	
Obstrução da via aérea por corpo estranho	compressões abdominais	compressões abdominais	impulsões no dorso e compressões torácicas (não realizar compressão abdominal)	
CIRCULAÇÃO Checar pulso	carotídeo	carotídeo	braquial	AVALIE SINAIS VITAIS: Se pulso presente, mas ventilação ausente: inicie ventilação
Método compressão	uma das mãos sobre a região tenar da outra mão	região tenar de uma das mãos	dois ou três dedos	Se pulso ausente ou menor 60/min. e má perfusão: inicie compressão torácica
Profundidade da compressão	aproximadamente 1/3 do diâmetro ântero-posterior do tórax	aproximadamente 1/3 do diâmetro ântero-posterior do tórax	aproximadamente 1/3 do diâmetro ântero-posterior do tórax	
Freqüência das compressões	aproximadamente 100/min.	aproximadamente 100/min.	aproximadamente 100/min.	Continue SBV: integre os procedimentos de suporte avançado de vida pediátrico ou adulto o mais precoce possível
Relação Ventilação/ Compressão	15: 2	5 : 1	5 : 1	

FONTE: American Heart Association. Guidelines 2000 for Cardiopulmonary Ressuscitation and Emergency Cardiovascular Care. Circulation 2000; 102 (8) Supl : I253 – I290

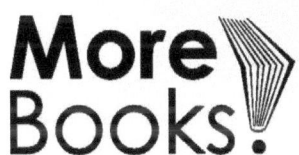
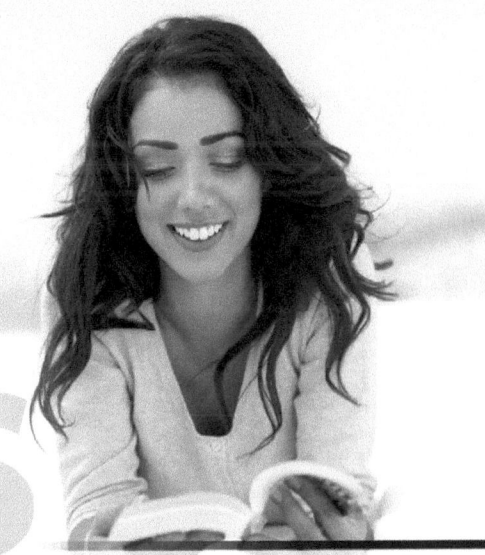 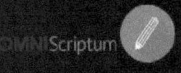

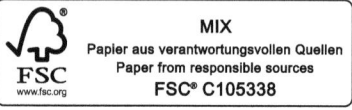
Printed by Books on Demand GmbH, Norderstedt / Germany